As Necessidades Básicas da Mulher em Trabalho de Parto

"É um relato profundo de como criar nascimentos conscientes e significativos para mães e seus bebês, e irá encorajar cuidados com mais compaixão. Toda mulher deve lê-lo antes de entrar em trabalho de parto, e elas devem mostrar sua cópia para todo o pessoal da maternidade e vice-versa."

Robyn Sheldon - autora de The Mama Bamba Way

"Uma joia muito preciosa. Perfeição. Todos homens e mulheres deveriam lê-lo e absorvê-lo."

Liliana Lammers - doula e facilitatora de curso para doulas no Paramana

"Ruth Ehrhardt, você combinou a maior sabedoria em relação a nascimentos em uma leitura curta, mas tão poderosa. Gostaria de ter lido algo assim antes de meus partos! Eu somente li depois de cinco bebês, mas mesmo assim eu aprendi coisas a respeito do processo de nascimento, que escaparam em outras leituras, por causa de sua apresentação simples e poderosa!"

Becky Hastings, mãe de cinco

"Tendo muito interesse pelo movimento de nascimento natural e domiciliar no Brasil, acho seu livreto uma das leituras mais úteis que já li sobre a mulher em trabalho de parto."

Vanessa Schultz, mãe de três

As Necessidades Básicas da Mulher em Trabalho de Parto

Ruth Ehrhardt

Traduzido por Vanessa Schultz

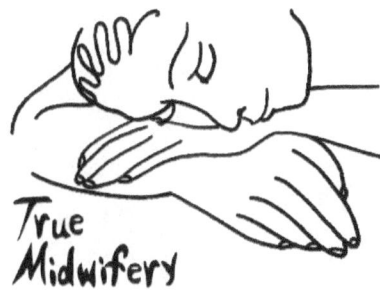

True Midwifery

True Midwifery

Auto publicação de Ruth Ehrhardt de True Midwifery

P O Box 44070, Scarborough, 7975, Western Cape, África do Sul

www.truemidwifery.com

Publicado primeiro na África do Sul em 2011

© *Ruth Ehrhardt, 2011*

Design do livro por Ruth Ehrhardt
Ilustração de capa por thetravelerscat
Traduzido por Vanessa Schultz

ISBN - 13: 978-1523931378
ISBN - 10: 152393137X

Quando uma mulher dá à luz, não é somente um bebê que nasce, mas também uma mãe.
A maneira que a tratamos afetará como ela se sente em relação a ela mesma como mãe.
Seja gentil. Seja amável. Ouça.

A todas as mães, que seu parto seja lindo

Prefácio

Existem dois importantes documentos publicados a respeito da fisiologia do nascimento e das necessidades básicas da mulher em trabalho de parto. O primeiro é um livro enorme, escrito há milhares de anos. Nas primeiras páginas desse best-seller, há passagens sugerindo a associação entre o consumo da fruta da árvore do conhecimento (traduza ter muito conhecimento ou ter desenvolvido um poderoso neocórtex) e as dificuldades do nascimento humano. No final desse livro, podemos ler sobre o nascimento de um homem legendário, cuja missão foi promover amor. Sua mãe encontrou uma estratégia para superar a desvantagem humana: com humildade, ela deu à luz entre mamíferos não humanos, em um estábulo.

O segundo documento é o oposto do primeiro em termos de tamanho. É um folheto escrito por Ruth Ehrhardt. Juntar o que é importante em um número tão pequeno de páginas é uma façanha. Espero que, nos cinco continentes, todas as mulheres grávidas, parteiras, doulas, médicos, etc. dediquem tempo para assimilar o conteúdo desta obra-prima: será um ponto de virada na história do nascimento de crianças e consequentemente na história da humanidade.

- Michel Odent

Introdução

Este folheto é inspirado no trabalho do Dr. Michel Odent.

Dr. Odent começou sua carreira médica como cirurgião e se envolveu com partos quando foi colocado no comando de um hospital em Pithiviers, no extremo de Paris. Ele logo percebeu que hospitais não eram propícios para mulheres em trabalho de parto. Eles tinham luzes muito brilhantes, eram estéreis, desconfortáveis e faltava privacidade. Ele foi a primeira pessoa a introduzir, em um hospital, camas baixas (mais fácil para a mulher em trabalho de parto subir e descer), iluminação fraca, quartos bonitos parecidos com os de casa e, eventualmente, água como forma de alívio da dor.

O hospital de Pithiviers fez tanto sucesso que muitas pessoas iam especialmente para ter seus bebês lá. Dr. Odent ficou lá de 1962 e 1985. Trabalhava com seis parteiras e assistiu aproximadamente mil partos por ano. A maternidade do hospital tinha estatísticas excelentes de baixo índice de intervenções.

Eventualmente ele se mudou para Londres e se tornou obsterta domiciliar lá. Novamente, ele foi capaz de fazer obversações interessantes por meio dessa experiência.

Mais tarde, ele fundou o Primal Health Research Centre (Centro de Investigação em Saúde Primal - veja www.primalhealthresearch.com).

Nos últimos 12 anos, ele tem trabalhado com a doula Liliana Lammers. Juntos eles ministram o curso Paramana Doula em Londres.

Liliana é uma mulher quieta e modesta que carrega uma força incrível de fazer muito pouco no parto. Ela é capaz de preservar espaço somente com sua presença, uma força silenciosa. Ela deve fazer a mulher se sentir muito segura no parto.

Durante os muitos anos de assistência a partos (mais de meio século e aproximadamente 15 mil partos) em hospitais e domicílios, Dr. Odent concluiu que a mulher em trabalho de parto não precisa mais do que ser deixada sozinha, simplesmente ser assistida por uma parteira quieta, não invasiva e discreta.

Este pequeno folheto é um resumo do que aprendi após participar do curso de Michel Odent e Liliana Lammer em dezembro de 2010, ler os livros de Michel e a partir de minha própria experiência e trabalho com mulheres grávidas e em trabalho de parto.

Eu espero que possa ser útil para você.

Ruth Ehrhardt
Red Hill
Cidade do Cabo
África do Sul
2011

Quando uma Mulher está Grávida

Quando a mulher está grávida, ela fica muito sensível. Há um bebê crescendo dentro dela e o corpo dela está mudando. Muito de sua força e energia estão sendo usadas para criar blocos de construção para uma nova pessoa e ela pode se sentir cansada, enjoada e ficar mais sensível à comida. Frequentemente ela se sentirá estranha e diferente.

Suas emoções também serão afetadas por esta nova mudança no seu corpo e sua vida. Por esses motivos, ela precisa sentir que as pessoas ao seu redor se importam com ela e como ela se sente. Ela precisa de pessoas por perto que irão ouvi-la, especialmente como ela se sente em relação à gravidez, o parto que se aproxima e ter um novo bebê. Apoiar uma mulher durante a gravidez significa ouvir sobre quaisquer problema que ela tenha em sua vida, ou levar para ela boa comida, ou lavar a louça para ela. O corpo dela está trabalhando duro para fazer crescer um novo bebê para este mundo. Ela precisa de ajuda de amigos, família e comunidade para ser capaz de ficar saudável e forte durante este tempo.

A mulher grávida precisa comer comida boa e saudável e ela precisa descansar quando estiver cansada. A mulher grávida precisa se divertir. Ela está fazendo um bebê crescer, mas isso não significa que ela não quer se divertir! Quanto mais a mulher grávida se divertir, mais sentimentos bons irão para seu bebê. Bebês sentem o que as mães sentem. Se a mãe estiver triste ou irritada o bebê vai sentir. Se a mãe estiver se sentindo feliz e amada, o bebê vai se sentir amado e feliz também.

A mulher grávida pode se divertir de muitas maneiras. Ela pode cantar, dançar, ler um livro, assistir a um filme ou estar com amigos. Ela pode ir caminhar na praia. É também agradável estar perto de outras mulheres grávidas e com mulheres que tiveram bebês e têm boas histórias para contar sobre seus partos e sobre serem mães.

É importante perceber que nossas palavras podem ter um efeito forte em uma mulher grávida. Apesar de não termos que retratar gravidez, parto e maternidade/paternidade floridos, podemos estar atentos ao fato de que não é produtivo residir nas dificuldades (náusea, azia, tornozelos inchados, cansaço). Precisamos lembrar e contar a ela sobre a alegria e a beleza do nascimento.

Devemos lembrar que algo pequeno pode deixar uma mulher grávida ansiosa. Cuidadores muitas vezes não percebem o poder que suas palavras têm e o quanto suas palavras podem influenciar os sentimentos de uma gestante.

Muitas mulheres saem das consultas de pré-natal se sentindo preocupadas com a saúde delas próprias ou de seus bebês; que há algo de errado com eles e elas se sentem culpadas. Cuidadores devem se lembrar disso antes de dizer que acham que o bebê é muito grande, ou que ela tem muito ou pouco líquido amniótico, ou que a pressão arterial dela está muito alta, ou que há açúcar na urina. Ao menos que haja um perigo real e presente, cuidadores não devem causar preocupações na gestante e sua família sem necessidade.

Preocupação durante a gravidez pode ser prejudicial e contraproducente.

Quando a Mulher está em Trabalho de Parto

Entrar em trabalho de parto é como dormir...

Trabalho de parto é um outro estado se ser, um estado de ser muito similar com o dormir. Para começar, estes dois estados não podem ser forçados. Eles apenas acontecem! Às vezes, quando você menos espera. Não podemos decidir ou controlar o momento quando caímos no sono. Também não podemos decidir ou controlar o momento em que "caímos em trabalho de parto". Mas nós *podemos* dificultar o momento para ambos acontecerem mais facilmente ou mais eficientemente.

Entrar em trabalho de parto é como dormir porque precisamos das mesmas condições para "cair em trabalho de parto" e para "cair no sono". Precisamos nos sentir seguras, quentes e relaxadas. Precisamos estar em um lugar no qual nos sentimos confortáveis e precisamos estar livres de pressão, ansiedade ou medo.

Ocitocina
Quando uma mulher está em trabalho de parto, ela libera um hormônio chamado ocitocina. Ocitocina é o hormônio que faz o útero contrair durante o trabalho de parto.

É também o hormônio do **amor.**

Ocitocina é o hormônio que nós liberamos quando gostamos de uma refeição ou temos uma conversa estimulante. É o hormônio que liberamos quando estamos fazendo amor e quando atingimos orgasmo. É o hormônio que nos faz apaixonar e é o hormônio que libera o leite quando a mãe está amamentando.

Não é surpreendente que é o hormônio do *amor* que traz o bebê ao mundo?

Em hospitais, ocitocina sintética é frequentemente dada a mulheres. Possui nomes diferentes, como **Pitocina** ou **Syntocinon**. Ocitocina sintética é dada para fazer o útero a mãe contrair, o que pode ajudar no nascimento do bebê. Mas a ocitocina sintética não é um hormônio do amor. Não é igual à ocitocina que é naturalmente liberada pelo corpo da mãe. Ocitocina sintética é apenas um hormônio que contrai o útero e ajuda a empurrar o bebê para fora. É importante que saibamos mais a respeito dos efeitos e funções da ocitocina natural, porque quando uma mulher em trabalho de parto está sob o efeito de ocitocina sintética ela pode ter reduzida a habilidade de produzir ocitocina naturalmente.

Como a ocitocina sintética é usada?

Ocitocina sintética é usada para **induzir** um trabalho de parto (isso significa começar um trabalho de parto artificialmente) ou para **aumentar** um trabalho de parto (isso significa acelerar o trabalho de parto que tenha parado ou ficado mais lento). Ocitocina sintética também é usada para gerenciar ativamente o terceiro estágio do trabalho de parto, quando a placenta é expelida (uma injeção de ocitocina sintética é dada para a mãe para ajudar a expelir a placenta mais rapidamente). É também usada para fazer a mãe para de sangrar se ela tiver uma hemorragia pós-parto (quando o útero da mãe não contrai depois do parto e ela começa a sangrar muito).

Indução

Atualmente é muito comum que uma mulher seja induzida para começar seu trabalho de parto. Ela pode ser dada muitas razões para isso: ela pode ter passado a data prevista, ou seus cuidadores podem estar preocupados que o bebê está ficando muito grande, ou que o bebê está doente, ou que ela está doente.

Aumento (aceleração)

Quando uma mulher está em trabalho de parto, é comum o trabalho diminuir ou até parar quando ela chega ao hospital. Podem haver inúmeras razões para essa diminuição repentina do trabalho de parto: as luzes são muito brilhantes, um exame vaginal é feito, uma pessoa estranha entra no quarto, ela se sente observada ou desconfortável, ela se sente apressada, com frio ou medo. Normalmente, se o trabalho de parto não começar novamente depois de um tempo, ocitocina sintética vai ser usada para iniciar o trabalho novamente. Esse trabalho de parto é agora muito diferente daquele do hormônio do amor. Esse trabalho de parto é agora governado pela ocitocina sintética, que tem o efeito de contrair o útero sem os efeitos de comportamento do hormônio natural do amor.

Quando o bebê estiver pronto para nascer, ele ou ela enviará uma mensagem que diz ao corpo da mãe que estão prontos.

O corpo da mãe começa então o trabalho de parto, liberando ocitocina, o hormônio do amor, vagarosamente.

Mãe e bebê trabalham juntos para trazer o bebê ao mundo.

Como a ocitocina funciona?

Ocitocina é um hormônio tímido...

Ocitocina precisa se sentir confortável antes de ser liberada. Considerando que é o hormônio do amor, isso faz sentido. Quando nos sentimos amados, nos sentimos seguros. Amor não é algo fácil de sentir quando estamos em perigo.

A ocitocina é um hormônio muito exigente. Tudo precisa estar correto para que esse hormônio queira aparecer. Quanto mais confortável o ambiente e relaxada a mulher em trabalho de parto estiver, mais sua ocitocina será capaz de fluir.

Sensação de segurança
A mulher em trabalho de parto precisa se sentir segura. Mamíferos irão encontrar um lugar seguro para dar à luz. Um exemplo maravihoso são as fêmeas elefantes que fazem um círculo em volta da fêmea em trabalho de parto, com as costas voltadas para ela.

Se uma fêmea mamífera se sente ameaçada, seu trabalho de parto será interrompido até que ela se sinta segura novamente. Nós somos mamíferos, afinal. Apesar de muitas mulheres escolherem dar a luz no hospital porque elas sentem ser a opção mais segura, elas podem descobrir que, ao chegar no hospital, seus corpos reagem de uma forma que nos diz que elas não estão se sentindo seguras nesse ambiente. As luzes brilhantes, as conversas, as assinaturas de papéis, as perguntas, ter que interagir com estranhos, o relógio, os quartos frios e estéreis, as camas altas, a falta de privacidade, o monitoramento do coração fetal... Todos esses fatores podem contribuir para o sentimento de insegurança. Isso pode dificultar para que a ocitocina, o hormônio tímido, faça sua aparição. Pode-se antecipar um trabalho de parto mais longo e mais difícil.

Como outras mamíferas se preparam para dar à luz? Elas escolhem um lugar quieto, escuro, longe de outros indivíduos. Algum lugar em que elas se sintam seguras e saibam que não serão interrompidas.

A mulher no final de sua gravidez é muito parecida. Nós brincamos a respeito do 'instinto de preparar o ninho' quando uma mulher, no final de sua gravidez, freneticamente limpa sua casa para preparar para o parto. Algumas mulheres não sossegam até as cortinas sejam colocadas no lugar ou o chão é esfregado ou todos os seus assuntos são colocados para descansar. Fazer isso torna possível para que elas se sintam prontas para ter o bebê.

O cérebro pensante precisa ser desligado

Um dos principais ingredientes para que a tímida ocitocina entre em vigor é que o cérebro pensante precisa ser desligado. Nós precisamos ter certeza que o cérebro pensante (chamado de neocórtex) da mulher em trabalho de parto não seja estimulado.

Nós estimulamos o neocórtex durante o trabalho de parto quando falamos com a mulher a respeito de coisas lógicas, como lhe dizer quantos centímetros ela está dilatada ou quando se pergunta se ela se lembra quando a bolsa rompeu. Nós estimulados o neocórtex com essas observações e perguntas, e, como resultado, a liberação de ocitocina é retardada.

A mulher precisa ser capaz de entrar em trabalho de parto vagarosamente (como cair no sono) e não ser 'acordada' pelo mundo exterior. Se ela é dada espaço para desligar seu neocórtex, a ocitocina vai ser capaz de fazer o seu trabalho.

Sem observadores

Se sentir observada também estimula o neocórtex, por isso é tão importante que a mulher não se sinta assim. Observadores e pessoas desnecessárias fazem a mãe se sentir observada. Câmeras também podem fazer o trabalho de parto diminuir porque a mãe se sente observada, o que pode "acordá-la".

Escuridão

É importante que não haja luzes brilhantes ao redor da mulher em trabalho de parto. Cortinas fechadas, velas e outras luzes fracas irão ajudar a suprimir o cérebro pensante e ajudar no estímulo da ocitocina.

Calor

A mulher em trabalho de parto precisa estar quente. Lareira, aquecedor ou água quente ajudam a relaxar seu corpo e seu neocórtex. De fato, imergir-se em água morna no momento certo (quando ela tiver estabelecido trabalho de parto ativo) pode relaxar tanto a mãe que seu cérvix irá dilatar completamente.

Antagonismo entre ocitocina e adrenalina

Adrenalina impede a liberação de ocitocina. Adrenalina é o hormônio que produzimos quando estamos assustados, ansiosos, estressados ou com frio. É conhecido como o hormônio "do lutar ou fugir". Adrenalina *suprime* ocitocina.

Qualquer pessoa presente no nascimento precisa estar muito consciente de seu nível de adrenalina. Isso porque adrenalina é contagiosa, o que significa que se você está se sentindo ansioso/a, assustado/a ou nervoso/a, qualquer pessoa no quarto vai em breve começar a sentir dessa maneira também. Se você está acompanhando um nascimento e está se sentindo tenso/a, nervoso/a ou assustado/a, tente se acalmar. Se não conseguir, será melhor para a mãe se deixar o quarto até se sentir melhor.

Olhe ao seu redor e veja como outras pessoas no quarto estão se comportando. Se você perceber que alguém está se sentindo desconfortável, você pode gentilmente deixar a pessoa saber que não há problemas em fazer uma pausa e deixar o quarto, ou fazer uma caminhada, ou tentar dormir. Isso deve ser feito gentilmente e sem agressividade porque, se você ficar zangado/a ou deixar alguém zangado/a você irá criar mais adrenalina.

Muitas vezes, pessoas ficam aliviadas quando escutam que podem fazer uma pausa. Um nascimento é uma experiência muito intensa, que pode muito esmagadora.

As necessidades básicas da mulher no trabalho de parto são:

- Se sentir segura
- Desligar o cérebro pensante (neocórtex)
- Silêncio
- Escuridão ou luz baixa
- Calor
- Não se sentir observada
- Sem adrenalina

Plano de parto básico

(coloque lugar)

Parceiros de Trabalho de Parto

1. meu marido / companheiro/a
2. minha doula

Não faça qualquer pergunta para mim durante o trabalho de parto, mas a minha doula ou meu marido.

Monitoramento do bebê e meu:

• Se um exame vaginal for realmente preciso, por favor não compartilhe comigo os detalhes da dilatação ou a posição do bebê.

• Ouça os batimentos cardíacos do bebê o menos possível. Isso pode perturbar meu trabalho de parto.

• Se há a necessidade de ouvir os batimentos do bebê, por favor faça isso sem pedir permissão, para que eu não tenha que pensar para lhe dar uma resposta.

• Por favor, não me ofereça remédio para dor. Se eu precisar, eu mesma pedirei.

Segundo e terceiro estágios do trabalho de parto:

• Imediatamente depois do nascimento, eu gostaria de passar uma hora ininterrupta em contato pele a pele com meu bebê.

• Por favor não prenda/corte o cordão até uma hora depois do nascimentos de meu bebê.

• Eu gostaria que o terceiro estágio fosse fisiológico, considerando que o trabalho de parto progrida normalmente.

Depois do nascimento:

• Vitamina K? (você decide) Três opções: injetada, oral ou nenhuma vitamina para meu bebê.

A Assistente de Parto

A assistente de parto perfeita é uma parteira silenciosa, discreta...

A atendente de parto ideal deveria ser preferencialmente mãe ela própria, alguém que tenha uma atitude positiva em relação a nascimento. Ela deve ter tido experiências positivas de seu próprio parto.

Ela está presente para fazer a mulher em trabalho de parto se sentir segura, para providenciar sensação de segurança.

Ela enxerga parto como algo normal e entende os fatores ambientais que são necessários existir para que a ocitocina flua.

Ela sabe que o falar e o fazer perguntas irão estimular o neocórtex da mulher em trabalho de parto. Sendo assim, ela fala o mínimo possível e tentará responder tantas perguntas quanto possível em nome da mãe em trabalho de parto. Dessa maneira, a mãe não precisa ser 'acordada' de seu trabalho de parto.

A atendente de parto ideal sabe que luzes brilhantes estimulam o neocórtex. Então, ela garante que as luzes sejam diminuídas ou desligadas ou que as cortinas estejam fechadas durante o dia.

A atendente de parto ideal sabe que a mãe em trabalho de parto precisa estar aquecida para relaxar e para que sua ocitocina seja liberada e flua. Ela garante que o quarto esteja aquecido o suficiente e sabe que um banho de chuveiro ou banheira quente funciona muito bem como forma de alívio de dor.

A atendente de parto ideal sabe que a mãe em trabalho de parto deve se sentir desinibida e não deve se sentir observada. A atendente de parto mantém seus olhos baixos. Ela sabe que câmeras e filmadoras podem fazer a mãe de sentir observada e pode retardar o trabalho de parto.

A atendente de parto ideal mantém seu nível de adrenalina baixo - ela tem muita consciência de si mesma e o efeito que ela tem na mulher em trabalho de parto e em outros.

A atendente de parto ideal acredita que o processo de nascimento irá seguir seu curso natural e que a mãe e o bebê são os principais atores.

Acima de tudo, a atendente de parto ideal fornece um **senso de segurança**. Ela protege o ambiente de nascimento e faz a mãe se sentir segura.

A atendente de parto ideal irá trazer um senso de segurança somente com sua presença.

O Reflexo de Ejeção do Feto

Uma pessoa não pode ajudar um processo involuntário.
O ponto é não o perturbar...

Se a mãe em trabalho de parto teve suas necessidades básicas alcançadas durante os primeiros estágios de seu trabalho de parto, seu corpo irá se preparar para algo conhecido como **Reflexo de Ejeção do Feto**.

É muito importante que a mãe em trabalho de parto tenha a maior privacidade possível durante esse momento, senão o reflexo de ejeção do feto não irá acontecer.

Quando isso ocorre?

Quando o reflexo de ejeção do feto está perto de ocorrer, a mãe de repente se torna mais assustada e irá dizer coisas como: "Eu quero morrer!"ou "Me mate!".

Seria um erro neste ponto tentar acalmar ou aplacar a mãe com palavras tranquilizadoras.

Logo depois disso, contrações muito fortes irão acontecer. A mãe em trabalho de parto de repente terá muita energia e ela vai querer ficar na posição vertical.

O bebê será expelido após algumas contrações muito fortes. O Reflexo de Ejeção do Feto é diferente daquele que conhecemos durante o **segundo**

estágio do trabalho de parto, quando a mãe tem que ativamente empurrar o bebê para fora.

Quando o reflexo de ejeção do feto acontece verdadeiramente, a probabilidade da mãe rasgar é muito baixa e a placenta deve levar apenas alguns minutos para se separar.

O reflexo de ejeção do feto **não pode** acontecer se as necessidades básicas da mulher em trabalho de parto não forem atendidas.

Após o Nascimento

Não acorde a mãe!

Quando o bebê nasce, ele ou ela vai ser colocado sobre a pele nua da mãe e eles devem ser deixados sozinhos e **sem serem perturbados** por no mínimo uma hora.

Isso significa **não mexer**!

Ninguém deve conversar. **Ninguém** deve tirar fotos.

O que precisam fazer é ter certeza que a mãe e o bebê estão aquecidos.

Assim que o bebê nascer, a mãe vai liberar uma quantidade enorme de ocitocina. Este é o mais alto nível de ocitocina que ela jamais irá experimentar em sua vida. A ocitocina a fará se apaixonar pelo bebê e se conectar com ele. Irá também ajudar sua placenta ser expelida e o útero contrair.

Durante a primeira hora após o nascimento, o bebê se adaptará com o efeito da gravidade e a mudança de temperatura. Este é o momento perfeito para mãe e bebê iniciarem a amamentação tudo por conta própria.

Corte do Cordão Umbilical
Não há razão para correr e cortar o cordão umbilical depois do nascimento. Tente deixar o cordão até uma hora depois do nascimento.

Não há perigo em fazer isso.

O cordão entre a placenta é o bebê contém duas artérias e uma veia. As artérias fecham depois de alguns minutos, mas a veia permanece aberta, então o bebê ganhará até 40 ml de sangue precioso.

O corte do cordão é um ritual
Durante milhares de anos, a humanidade tem interferido com o primeiro contato entre mãe e bebê.

Durante séculos e em diversas culturas, mães não têm a permissão de tocar seus bebês ao menos seja dada permissão da parteira, pai ou padre. Em algumas culturas dizem que o colostro (o primeiro 'leite' que a mãe produz nos primeiros dias depois de dar à luz, o qual é super nutritivo e cheio de anticorpos) era venenoso. Então o bebê era alimentado com mingau de aveia ou leite de outro animal ou de outra mãe. Algumas culturas aplaudem bem alto quando o bebê nasce, 'acordando' a mãe. Em outras, precisa-se limpar ou dar um passe no bebê sobre fumo antes dele ser dado à mãe.

Nosso ritual moderno é parabenizar a mãe, cortar o cordão, rapidamente parir a placenta, checar lacerações, tirar fotos, pesar e medir o bebê, convidar outros no quarto para ver o bebê e falar sobre o nascimento e o bebê com a mãe.

É um fato estranho que uma das grandes descobertas do século 20 tenha sido que o que **o bebê precisa da mãe nos momentos após o nascimento.**

Agora parece que precisamos descobrir que o bebê precisa é de sua mãe e de *ninguém mais*.

O Futuro

Hoje em dia, a maioria das mulheres dão à luz sem o uso de seus hormônios naturais.

Seus trabalhos de parto são induzidos.

Ou acelerados.

Muitas estão dando à luz por meio de cesariana.

Mesmo que o parto não tenha intervenções, aquela primeira hora sagrada após o nascimento será perturbada.

Nós estamos mudando a maneira como as mulheres dão à luz.

Estamos fazendo essas mudanças sem entender as necessidades básicas da mulher em trabalho de parto.

Estamos fazendo essas mudanças sem muito conhecimento de qual serão os efeitos disso no futuro.

Uma história

Uma parteira senta-se em um quarto escuro.

Ela tem um chale em volta de seus ombros.

Uma vela cintila sobre a mesa.

She is knitting.
Ela está tricotando.

Do outro quarto, você ouve o gemido suave de uma mulher. A parteira continua a tricotar. A mulher no outro quarto fica em silêncio novamente.

A parteira continua a tricotar. Depois de alguns minutos, você ouve o gemido do outro quarto novamente e a parteira sorri para si mesma enquanto continua a tricotar.

O tempo passa e a parteira levanta e deixa o quarto. Ela vai para a cozinha. Você a escuta a ligar a chaleira.

A mulher em trabalho de parto continua a gemer e gemer; as dores parecem estar aumentando.

A parteira volta com uma xícara de chá e um prato de biscoitos. Ela molha seus biscoitos e bebe seu chá.

A mulher em trabalho de parto continua a gemer suavemente no quarto próximo.

A parteira está sentada na cadeira de balanço e agora ela se balança silenciosamente enquanto a mulher em trabalho de parto continua com seus barulhos.

A parteira cai no sono.

A parteira dorme por um tempo, enquanto os gemidos da mãe aumentam.

A mãe começa a gritar. Ela sente que a dor é muita. Ela tem receio de que ela vai morrer.

A parteira abre seus olhos e silenciosamente escuta. Vagarosamente, ela se levanta (seus ossos estralam um pouco) e ela se arrasta para fora do quarto em direção dos sons da mulher em trabalho de parto.

Silenciosamente, como um gato, a parteira entra no quarto onde a mãe está.

A mãe está gemendo e gritando e o bebê nasce.

O bebê chora.

A parteira sai do quarto.

A mãe está murmurando para seu bebê.

A parteira volta para sua cadeira, senta-se, sorri suavemente para si mesma e continua a tricotar.

Sobre a Autora

Originalmente nascida na Suíça, Ruth Ehrhardt mudou-se, quando ela tinha oito anos, para a África do Sul com sua irmã mais nova e sua mãe sul-africana. Tem vivido lá desde então. A mãe de Ruth comprou uma fazenda de flores protea há uma hora de Ceres (uma cidade pequena, aproximadamente duas horas e meia da Cidade do Cabo) e acidentalmente se viu a entregar bebês das trabalhadoras rurais que a chamavam porque ela tinha 'mãos curadoras'. Carol foi a parteira do primeiro parto de Ruth.

Mãe de quatro crianças nascidas em casa, Ruth treinou como doula WOMBS com Irene Bourquin em 2009.

Com a colega Lana Petersen, ela começou o Home Birth South Africa (Parto Domiciliar da África do Sul - www.homebirth.org.za), uma rede de data base para aqueles procurando informações e conselhos a respeito de parto domiciliar na África do Sul. Juntas elas gerenciam o Cape Town Home Birth Gatherigns (Encontros de Partos Domiciliares da Cidade do Cabo), um encontro quinzenal para aqueles que procuram informações e suporte em parto domiciliar.

Ela completou o curso de doula Paramana com Dr. Michel Odent e com a doula Lilliana Lammers em Londres em 2010 e o Advanced Midwifery Workshop (Workshop para Parteiras Avançadas) com Ina May Gaskin, Pamela Hunt e Farm Midwives (Parteiras Rurais) em 2011.

Ela é uma das seis mulheres sul-africanas pioneiras no projeto piloto North American Registry of Midwives (NARM - Registro de Parteiras Norte-Americanas) desde 2010, treinando parteiras por meio de aprendizado. Ela viajou para os Estados Unidos em 2013 para completar suas provas finais e se qualificou como Certified Professional Midwife (CPM - Parteira Profissional Certificada).

No momento ela trabalha com Marianne Littlejohn no Birthrite Midwifery e é uma das organizadoras da The Cape Town Midwifery and Birth Conference (Conferência de Obstetrícia e Parto da Cidade do Cabo - www.midwiferyandbirthconference.co.za) - uma conferência organizada para incentivar a partilha e a colaboração entre profissionais do nascimento e de mulheres a que eles servem. Essa conferência foi a primeira deste tipo na África do Sul e teve um sucesso estrondoso.

Ela também treinou como Helping Babies Breathe Facilitator (Facilitadora para Ajudar Bebês a Respirarem) e faz trabalho voluntário para Operation Smile (Operação Sorriso).

Nota da Autora

Este livro foi muito bem recebido pela maioria que o leram. A ideia é resumir algo tão simples e ainda tão esquecido. Algo que possa fazer a diferença no parto, para a mãe, para seu bebê e para o futuro da humanidade.

É minha missão difundir esta pequena mas poderosa mensagem o mais longe e amplamente possível. Comecei isso ao escrever este folheto, o qual é facilmente lido, entendido e barato para ser reproduzido.

Eu gostaria de traduzir este folheto para quantas línguas for possível - se você gostaria de ajudar com isso, por favor me contate.

Se gostaria de solicitar cópias, por favor me contate.

Obrigada.

Ruth Ehrhardt
Suurbraak/X!airu
África do Sul
2013

Nota da Tradutora

Este livro foi traduzido para Português do Brasil. Qualquer sugestão, por favor me contate.

Gratidão.

Vanessa Schultz
vanessaschultz07@gmail.com
Grahamstown
África do Sul

Para mais informações, veja os websites de Michel Odent:

www.wombecology.com

www.primalhealthresearch.com

Você pode contatar Ruth Ehrhardt no email:

ruth@homebirth.org.za

O website pessoal de Ruth é:

www.truemidwifery.com

www.ingramcontent.com/pod-product-compliance
Lightning Source LLC
Chambersburg PA
CBHW030551290526
45786CB00004B/1966